NOUVEAU TRAITEMENT

DES

HÉMORRHAGIES UTÉRINES

QUI SUIVENT L'ACCOUCHEMENT.

IMPRIMERIE D'HIPPOLYTE TILLIARD,
RUE DE LA HARPE, N. 78.

NOUVEAU TRAITEMENT

DES

HÉMORRHAGIES

UTÉRINES

QUI SUIVENT L'ACCOUCHEMENT,

PAR LA COMPRESSION DE L'AORTE VENTRALE,

MÉMOIRE LU A L'ACADÉMIE DES SCIENCES, LE 3 NOVEMBRE 1828;

Par P.-C. Trehan,

D. L. P. MÉDECIN, ANCIEN ÉLÈVE INTERNE DES HÔPITAUX CIVILS DE PARIS,

EX-CHIRURGIEN AUX ARMÉES,

MÉDECIN DE PLUSIEURS SOCIÉTÉS PHILANTHROPIQUES.

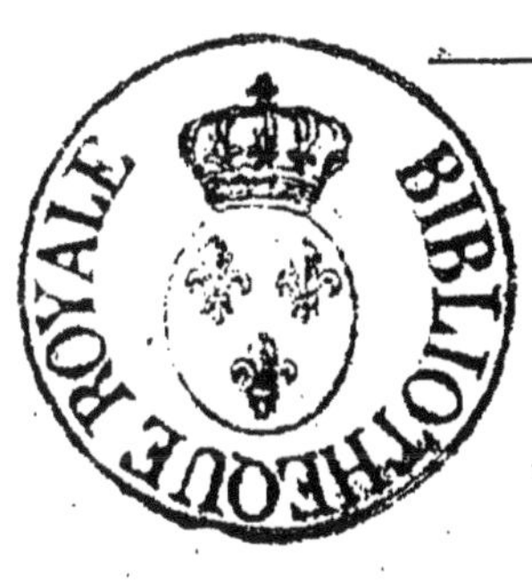

PARIS,

CHEZ COMPÈRE, LIBRAIRE,

RUE DE L'ÉCOLE DE MÉDECINE, N° 8;

CHEZ L'AUTEUR, RUE QUINCAMPOIX, N. 1.

1829.

NOUVEAU TRAITEMENT

DES

HÉMORRHAGIES UTÉRINES

QUI SUIVENT L'ACCOUCHEMENT.

Si les praticiens voulaient être sincères, dit Leroux de Dijon, ils avoueraient que la plupart des moyens mis en usage dans les hémorrhagies utérines ont été souvent sans succès ; ils ont dû l'être toutes les fois que l'inertie a été complète, ou accompagnée de dépression et même de déchirement.

L'opinion de cet accoucheur célèbre, qui a traité en particulier des pertes de sang, les événements funestes rapportés par les auteurs, ceux observés tous les jours par les praticiens, ne décelaient que trop l'impuissance de l'art dans certains cas, pour que se bornant aux moyens généralement employés, on ne cherchât pas de nouveaux procédés plus puissants, et par lesquels on pût dans toutes les circonstances se rendre maître de ces hémorrhagies.

Au mois d'avril 1822, je fus appelé auprès d'une jeune femme qui venait d'accoucher de deux jumeaux, et qui depuis quatre heures, était en proie à une perte de sang terrible. La sage-femme qui l'assistait avait mis en usage les remèdes indiqués en pareille circonstance ; nous les réitérâmes, mais ni l'application d'un mélange de sel et de glace sur la région hypogastrique, ni l'introduction de la main dans la matrice, avec un citron écorcé, ni les injections d'eau à la glace, de vinaigre pur, ni le laudanum à haute dose, ne parvinrent à retirer la matrice de l'inertie où elle était plongée, et le sang continuant de s'écouler malgré nos efforts, la malade succomba une heure après notre arrivée, au milieu des convulsions.

Frappés de l'impuissance de tous les moyens les plus énergiques que l'on puisse opposer aux hémorrhagies utérines, nous fûmes conduits à penser que nous eussions pu sauver cette infortunée, en mettant obstacle à l'effusion du sang par la compression de l'aorte ventrale. Ce ne fut qu'au mois de juin 1824 que je pus la mettre pour la première fois en pratique. Mandé par Mme Vion, sage-femme, pour remédier à une perte tenant à des adhérences contre nature du placenta, je l'arrêtai immédiatement sous ses yeux par l'emploi de ce nouveau procédé.

Depuis je l'ai mis en usage dans deux hémorrhagies, l'une externe, l'autre interne, et il nous a toujours réussi. Après moi Mme Vion s'en est aussi servi avec le plus grand succès, comme on le verra dans les deux observations qu'elle a bien voulu nous communiquer.

Dans ces derniers temps on a fait quelques tentatives pour arrêter les pertes de sang, en dirigeant les moyens de traitement sur les vaisseaux. Ainsi M. Rouget avait imaginé de comprimer les bouches béantes des vaisseaux utérins, en introduisant une vessie dans la cavité utérine, et en la distendant par de l'air. M. Gardien cherchant à perfectionner ce procédé, conseille de substituer à l'air qu'on pousse dans la vessie, des liqueurs froides, astringentes pour réveiller en même temps l'utérus de son inertie. Est-il besoin de faire voir tout le danger d'un semblable moyen, qui écartant les parois utérines au lieu d'en produire le resserrement, rend plus facile l'afflux du sang dans le tissu de la matrice.

Boer (Med. nat. obst.), a proposé, quand la main est introduite dans la cavité utérine, de suspendre l'hémorrhagie en comprimant l'aorte à travers la paroi postérieure de l'utérus. Mais les difficultés que présente l'emploi de ce moyen, le danger d'écraser le tissu de ce viscère dans la compression, n'en ont jamais permis l'application.

Dans l'état actuel de la science, on ne pouvait regarder comme infaillible, aucun des moyens mis en usage contre les hémorrhagies utérines après l'accouchement. Tous les efforts du praticien tendaient, pour réprimer l'effusion du sang, à obtenir le resserrement des vaisseaux par la contraction de la matrice; mais dans quelques cas les fibres musculaires, à la suite des violents efforts de l'accouchement, étaient dans une atonie si profonde, qu'il semblait que leur contractilité fût entièrement épuisée, et s'il ne parvenait à la vaincre, le praticien ne connaissant aucun autre moyen de s'opposer à l'écoulement du sang, les femmes périssaient d'hémorrhagie.

Dans ces cas extrêmes, au milieu d'un si grand péril, lorsque tous les remèdes avaient échoué, Pasta ne craignit pas de recommander la cautérisation des vaisseaux utérins par des injections faites avec l'alcohol, les acides sulfurique, nitrique, secours plus terrible lui-même que la perte qu'il devait calmer, et qui semblait en quelque sorte indiqué par l'imminence du danger.

Sans mettre en usage des remèdes qui peuvent donner la mort, il sera toujours facile maintenant d'arrêter à l'instant même les pertes les plus graves, par une méthode simple, exempte de tout danger, la compression de l'aorte ventrale.

Nous allons successivement examiner la disposition des vaisseaux du bassin, si l'aorte est accessible à la compression, l'innocuité de cette opération, la manière de la pratiquer, ses effets immédiats, et si cette méthode est applicable à toutes les hémorrhagies qui suivent l'accouchement.

L'iliaque externe qui porte le sang à l'extrémité pelvienne, l'hypogastrique qui fournit à tous les viscères renfermés dans le bassin, et en particulier à la matrice, par les artères utérines, le sang nécessaire à leur nutrition, prennent toutes deux naissance de l'iliaque primitive, première division du tronc aortique.

Par cette disposition anatomique, la circulation qui se fait dans les viscères renfermés dans le bassin est tout entière sous la dépendance de la colonne de sang qui parcourt l'aorte; or, si l'on vient à exercer une compression sur ce tronc artériel, les hémorrhagies fournies par ces branches soit qu'elles soient libres, ou qu'elles se distribuent à quelque viscère comme à la matrice, seront inévitablement réprimées. C'est ainsi que, dans l'amputation d'un membre, le sang qui jaillit à la surface du moignon par une foule de branches artérielles ouvertes, est toujours facilement arrêté par la compression du tronc principal.

Quoique située profondément sur les vertèbres lombaires, l'aorte est parfaitement accessible dans la région ombilicale. Là en effet, il ne se trouve au devant d'elle que l'épiploon, les circonvolutions du jéjunum, de l'iléon, le mésentère, toutes parties membraneuses qui, se laissant facilement déprimer, n'opposent aucun obstacle à cette opération. La résistance des parois abdominales est le seul que l'on ait à vaincre, et comme pendant la grossesse elles ont été énormément distendues, elle sont après l'accouchement, molles, flasques, et dans l'état le plus favorable pour être comprimées. D'ailleurs, la situation que l'on donne à la femme en augmente encore le relâchement.

La compression sera d'autant plus facile que l'on trouve sur les vertèbres lombaires un large et invariable point d'appui; que la grosseur de cette artère et ses battements violents en feront facilement reconnaître la position. Aussi, avec un peu de patience et de force, on atteindra toujours ce tronc artériel même chez les femmes douées d'un grand embonpoint. On verra dans une de nos observations que cette difficulté a déjà été surmontée.

Astley Cooper, dans un cas d'anévrisme très volumineux de l'artère iliaque primitive, voyant le malade dévoué à une mort certaine, se décida à pratiquer la ligature de l'aorte au-dessus de sa division. Le malade survécut quarante heures à cette opération.

Si donc cette ligature n'a pas produit immédiatement dans toute l'économie une perturbation mortelle; si nul grave accident relatif au refoulement du sang dans les parties supérieures n'est survenu; si les extrémités inférieures ont pu être privées pendant quarante heures de la plus grande partie du sang nécessaire à leur entretien, la compression de l'aorte exercée pendant quelques minutes seulement, ne peut faire courir aucun danger.

Pour pratiquer cette opération, on fait prendre à la femme une situation telle que tous les muscles de l'abdomen soient dans le plus grand relâchement; pour cela, on fera fléchir la tête sur la poitrine, celle-ci sur le ventre; en même temps les jambes seront fléchies sur les cuisses, et celles-ci sur le bassin. On recommande de ne faire aucun effort.

Le trajet de la ligne blanche dans la région ombilicale est le lieu ou l'on doit exercer la compression, mais surtout à l'ombilic, où l'on enfonce avec le plus de facilité les parois abdominales.

L'accoucheur se place au côté gauche de la femme, et avec les quatre derniers doigts de la main droite rangés sur une seule ligne, il déprime graduellement les parois de l'abdomen jusqu'à ce qu'il reconnaisse les battements de ce vaisseau; en ce moment, il le comprime fortement sur les vertèbres lombaires. On devra toujours, dans cette opération, procéder avec lenteur, pour épargner des douleurs à l'accouchée.

L'artère sera maintenue comprimée six à sept minutes; elles seront suffisantes pour arrêter la perte sans retour, en donnant à l'utérus le temps de revenir sur lui-même.

Immédiatement après la compression l'hémorrhagie cesse brusquement, elle est arrêtée comme par enchantement : en même temps la matrice qui était molle, dilatée, revient peu à peu sur elle-même, et forme bientôt un globe solide au-dessus des pubis, indice certain de la cessation de son inertie.

On pourrait penser que, bien qu'on pût suspendre la perte par la compression de l'aorte, elle doit néanmoins reparaître dès que l'artère ne sera plus comprimée; il n'en est point ainsi, et l'on verra dans les cinq observations rapportées dans ce mémoire, qu'aussitôt que le cours du sang a été suspendu dans la matrice, cet organe est revenu sur lui-même, sans que pour aider sa contraction on ait fait usage d'aucun stimulant. L'on trouvera l'explication de ce phénomène, si l'on fait attention que l'hémorrhagie pouvant être réprimée dès qu'elle s'annonce, les forces tout entières conservées aident puissamment l'utérus à sortir de son engourdissement ; qu'une inertie d'abord légère s'entretient, s'accroît par l'effusion même du sang; que la continuité de la perte par l'épuisement qu'elle produit, anéantit dans la même proportion la faculté contractile de cet organe, et que souvent ce qui rendait les métrorrhagies si opiniâtres était la grande quantité de sang même que les femmes avaient perdu. La compression de l'aorte en interceptant le sang qui arrivait à la matrice, détourne la congestion qui se faisait dans son tissu, et qui par l'expansion générale à laquelle elle donne lieu augmente encore son atonie. Les vaisseaux utérins privés de sang reviennent sur eux-mêmes, reprennent leur calibre ordinaire, tandis que les fibres musculaires se réveillant de leur stupeur, ramènent la matrice dans les dimensions qu'elle doit avoir après l'accouchement.

L'effusion du sang étant suspendu, si le placenta est encore contenu dans la cavité utérine, on s'empressera de l'extraire, non qu'il empêche les effets de la compression, mais parce qu'en tenant l'utérus dilaté, il tend à provoquer le retour de la perte.

Dans l'hémorrhagie interne, le grand développement de la matrice nécessitera l'introduction de la main, pour, en enlevant les caillots qu'elle renferme, rendre la compression praticable.

HÉMORRHAGIE UTÉRINE EXTERNE.

TRAITÉE SANS SUCCÈS PAR LA MÉTHODE ORDINAIRE, ARRÊTÉE PAR LA COMPRESSION DE L'AORTE.

Le 3 décembre 1826, à cinq heures du matin,

je fus mandé auprès de Mme H***, femme grande, maigre, au huitième mois de sa grossesse. L'orifice utérin était complétement dilaté, la poche des eaux bien formée ne tarda pas à se rompre; les pieds se présentaient dans la seconde position; l'extraction de cet enfant était faite quand, un quart d'heure après, de vives douleurs étant survenues, le toucher me fit reconnaître qu'un second enfant se présentait dans la première position du sommet. L'accouchement et la délivrance terminés, au moment où l'accouchée était assise sur un fauteuil, le sang s'échappe par flots de la vulve, sur-le-champ elle est placée sur son lit dans une situation horizontale, exposée à un courant d'air frais, des compresses imbibées d'eau froide sont appliquées sur le ventre; mais la perte continuant malgré l'emploi de ces moyens, je recourus à la compression de l'aorte. Ayant fait prendre à l'accouchée une situation convenable, je déprimai avec la plus grande facilité l'ombilic jusqu'au tronc artériel, qui fut maintenu comprimé, pendant six minutes à peu près sans aucune douleur. L'hémorrhagie fut instantanément suspendue, et pendant tout le temps que dura la compression aucune goutte de sang ne sortit de la vulve. M'étant assuré de l'état de la matrice, je la trouvai revenue sur elle-même, et formant un globe solide au-dessus du pubis.

HÉMORRHAGIE.

DEUX FOIS TRAITÉE SANS SUCCÈS PAR LA MÉTHODE ORDINAIRE, ARRÊTÉE PAR LA COMPRESSION DE L'AORTE. (1)

Madame Moreau, âgée de vingt-cinq ans, demeurant rue Saint-Denis, n° 250, enceinte pour la deuxième fois et à terme, est prise le 3 mars 1828 des douleurs de l'enfantement. On n'eut que le temps de reconnaître la présentation du sommet, et en un instant l'accouchement et la délivrance furent opérés. Bientôt aussi survint une perte d'une telle abondance que le sang refluait sur la région pubienne de la mère. On expose promptement la femme à un courant d'air, on pratique des frictions sur la région hypogastrique, on y applique des serviettes imbibées d'oxycrat, la perte se calme. Quelques minutes après, elle renaît avec la même violence, les mêmes moyens l'arrêtent. Mais ayant reparu pour la troisième fois avec des syncopes, des vertiges, on se hâta de recourir à la compression de l'aorte. L'accouchée ayant été placée dans une situation propre à mettre tous les muscles de l'abdomen dans le relâchement, l'artère fut comprimée à travers l'ombilic, sur les vertèbres lombaires, l'écoulement du sang fut subitement suspendu, et la compression ayant été maintenue pendant cinq à six minutes, la perte fut arrêtée sans retour.

Cette dame s'est promptement rétablie.

---

(1) Observation communiquée par Mme Vion.

HÉMORRHAGIE UTÉRINE INTERNE.

INTRODUCTION DE LA MAIN DANS LA MATRICE, RETOUR DE LA PERTE, COMPRESSION DE L'AORTE.

Le 12 mars 1825, à cinq heures du matin, Mlle Hardy, âgée de vingt-quatre ans, enceinte pour la seconde fois, ressentit les douleurs de l'enfantement; en moins d'un quart d'heure, l'enfant et le délivre furent expulsés de la matrice. L'accouchée remise dans son lit est prise après quelques minutes, de vomissements, d'éblouissements, de syncope, d'étouffements violents. Ces accidents me faisant craindre une hémorrhagie interne, je m'en assurai en palpant l'abdomen; la matrice avait acquis un grand volume, et s'étendait jusques à l'ombilic. J'insinuai ma main dans l'utérus, et j'enlevai les caillots de sang qu'il renfermait; elle était à peine retirée, que le sang s'écoule à flots par la vulve. La perte devenant alarmante, je pratiquai la compression. Le grand volume que conservait la matrice fit qu'elle fut faite au-dessus de l'ombilic, les douleurs qu'elle excita et surtout l'indocilité de la malade, ne m'ayant pas permis d'exercer une pression suffisante, le sang continuait de s'écouler, quoiqu'avec moins de force cependant, et en proportion pour ainsi dire, de la compression exercée. Malgré ces obstacles je parvins à l'augmenter, et tout aussitôt la perte fut suspendue. Les douleurs dont cette femme très irritable se plaignait m'empêchèrent de comprimer au-delà de quatre minutes. Heureusement la matrice étant revenue sur elle-même, mit obstacle au retour de l'hémorrhagie; après quelques jours de fièvre, de céphalalgie, l'accouchée s'est parfaitement rétablie, sans éprouver aucun accident du côté du ventre.

C'était surtout dans les hémorrhagies tenant à des adhérences contre nature du placenta, que le traitement ordinaire était ou insuffisant, ou très dangereux.

D'une part, la perte étant assez abondante pour exposer les jours de la femme, il fallait à tout prix enlever le placenta pour la faire cesser; et de l'autre, ce corps ayant des adhérences intimes avec l'utérus, on ne pouvait l'arracher sans donner lieu à des accidents formidables, soit de larges déchirures du tissu de la matrice, dans lesquelles les vaisseaux déchirés reproduisaient l'hémorrhagie, soit des phlegmasies de la matrice ou du péritoine, trop souvent mortelles.

La nouvelle méthode mettra désormais à l'abri de ces graves accidents. En suspendant pendant quelque temps la circulation dans l'utérus, le sang épanché entre ce viscère et la portion de placenta décollée formera un caillot qui de proche en proche, bouchera les orifices des vaisseaux ouverts. Il pourra bien se faire qu'on soit obligé de comprimer l'aorte à plusieurs reprises, avant de calmer entièrement cette métrorrhagie, mais on doit y parvenir, et ayant ainsi fait cesser le danger le plus pressant, on pourra abandonner à la nature le décollement du placenta.

HÉMORRHAGIE

TENANT A DES ADHÉRENCES CONTRE NATURE DU PLACENTA, COMPRESSION DE L'AORTE, ARRACHEMENT DU PLACENTA PAR LAMBEAUX, MORT DE LA MALADE.

Le 18 juin 1824, la nommée Françoise, âgée de vingt-deux ans, demeurant rue Quincampoix nº 46, enceinte pour la première fois et à terme, est prise sur les huit heures du matin des douleurs de l'enfantement. A neuf heures, la dilatation du cercle de l'orifice est complète, la poche des eaux se rompt, la tête se présente en seconde position; à une heure l'accouchement eut lieu. La délivrance tardant à se faire, Mme Vion, qui assistait cette femme, fit quelques tractions légères sur le cordon; bientôt, le sang s'écoule en abondance par la vulve; ayant mis en usage sans succès, les moyens généraux, elle introduisit la main dans la matrice, ~~et~~ trouva le placenta adhérent à son fond et décollé légèrement dans son côté droit.

La présence de la main ayant suffi pour calmer l'hémorrhagie, elle la retira sans avoir fait de tentatives pour extraire le placenta. De nouvelles tractions ayant été faites sur le cordon ombilical, comme il était très grêle, il fut rompu. Une heure après, la perte s'étant renouvelée avec violence, on m'envoya chercher. L'hémorrhagie continuait et la femme éprouvait des syncopes ; je résolus sur-le-champ de comprimer l'aorte à travers les parois abdominales. Cette femme étant très maigre, il me suffit de lui faire fléchir les cuisses sur le ventre, pour atteindre sans peine le tronc aortique au-dessous de l'ombilic ; l'artère fut ainsi maintenue comprimée sur les vertèbres lombaires pendant six à sept minutes, sans produire de douleurs, et pendant une heure que je restai auprès d'elle, il ne sortit point de sang de la vulve. Je trouvais en agissant ainsi le grand avantage de suspendre la perte sans être forcé d'arracher un placenta très adhérent, et de donner à la nature le temps de faire elle-même cette séparation. Je me retirai recommandant qu'on fît usage du même procédé, si par hasard la perte reparaissait. Malheureusement il n'en fut pas ainsi ; le sang ayant recommencé à couler avec force, un autre praticien fut mandé, et décida qu'il fallait à tout prix enlever le placenta ; la sage-femme glissa donc la main dans l'utérus, et chercha le point où il était décollé; mais les adhérences qui l'unissaient à la matrice étaient si fortes, qu'elle n'en put faire l'extraction que par lambeaux. L'arrachement de chaque portion fut accompagnée de douleurs affreuses, suivies de syncopes; enfin, au bout de vingt minutes de cette manœuvre, les morceaux réunis présentèrent à peu près le volume du placenta, la perte fut arrêtée.

Ces morceaux étaient d'un tissu dur, compact, comme squirrheux.

Le lendemain 1° la région hypogastrique est douloureuse à la pression; 2° fièvre vive, lochies fétides, cataplasmes émollients sur le ventre, injections de même nature; 3° gonflement des seins; 4° frissons violents, abdomen douloureux dans toute son étendue météorisé, respiration courte, fétidité extrême des lochies; trente sangsues sur le ventre, bain tiède; 5° tous les accidents sont augmentés; le soir les douleurs ont entièrement cessé, pouls petit, misérable; 6° mort de la malade.

HÉMORRHAGIE

TENANT A DES ADHÉRENCES CONTRE NATURE DU PLACENTA ; COMPRESSION DE L'AORTE DEUX FOIS PRATIQUÉE L'ARRIÈRE-FAIX ÉTANT ENCORE DANS LA MATRICE. (1)

Madame Granière, âgée de dix-neuf ans, marchande de vin, rue Montorgueil n° 55, grande et très grasse, sentit le 30 juillet 1828, à quatre heures du soir, des eaux s'écouler en abondance par la vulve ; ce ne fut que le lendemain à trois heures du matin, que les douleurs qui jusques là avaient été rares et faibles, devenant très vives, firent descendre la tête dans l'excavation du bassin, et en moins d'une heure chassèrent l'enfant au dehors. Demi-heure après la délivrance est tentée, mais le placenta ne cède point aux tractions exercées sur lui. Une hémorrhagie survient ; les moyens généraux ne pouvant la réprimer, on eut recours à la compression de l'aorte. L'accouchée ayant été située convenablement, on déprima lentement et avec force les parois abdominales au niveau de l'ombilic ; ce ne fut qu'avec beaucoup de peine qu'on atteignit l'aorte, dont on pouvait à peine reconnaître les battements, et qu'on la maintint comprimée sur les vertèbres lombaires, la graisse dont était surchargé l'abdomen aug-

(1) Observation communiquée par Mme Vion.

mentant beaucoup la profondeur de cette artère et la résistance des parois de cette cavité. Cette première fois la compression quoiqu'elle eût sur-le-champ arrêté l'effusion du sang, n'ayant pas été assez long-temps continuée, l'hémorrhagie reparut ; on s'en rendit encore maître par le même procédé. Cependant des tractions faites sur le cordon ne pouvant entraîner l'arrière-faix, on insinua la main dans la cavité utérine, et la glissant entre ce viscère et le placenta, on entraîna ce corps adhérent à l'utérus par un mamelon qui semblait implanté dans ses parois. Dix minutes s'étaient à peine écoulées que, pour la troisième fois, la perte se reproduit ; pour la troisième fois aussi la compression de l'aorte est recommencée, et ayant été continuée six minutes de temps, l'hémorrhagie fut arrêtée.

La matrice eut néanmoins beaucoup de peine à revenir de son inertie ; elle reprenait facilement de l'étendue, de la mollesse ; ce ne fut qu'au bout de trois quarts d'heure, et par les frictions qu'on fit sur elle, qu'elle acquit la forme et la dureté qu'elle doit avoir après l'accouchement.

Les violences employées pour détacher un placenta très adhérent, ont été quelquefois cause d'une hémorrhagie ayant sa source dans les vaisseaux compris dans la déchirure des parois de la matrice. Rœderer a vu mourir en sa présence une femme atteinte d'une perte semblable ; ayant fait l'ouverture du corps, il trouva la surface interne de l'utérus déchirée ; la plaie avait quatre pouces de long et quatre de large. Toute la substance spongieuse et vasculeuse de la matrice était tellement lacérée, jusqu'au-dessous de la trompe de Fallope du côté droit, que les fibres musculaires étaient à nu. On voyait de toutes parts de gros vaisseaux ouverts, avec les ramifications qui avaient fourni le sang de cette hémorrhagie.

Dans des cas semblables, la contraction de la matrice ne peut seule suffire pour réprimer l'effusion du sang. Les vaisseaux déchirés n'étant plus entourés du tissu utérin, n'éprouvent que peu d'effet du resserrement de ce viscère, et le sang s'écoulant sans qu'on puisse lui opposer d'obstacle, ces pertes deviennent funestes.

La compression du tronc aortique aidera puissamment à s'en rendre maître. En interceptant la colonne de sang qui arrivait à la matrice la circulation utérine devient languissante, et ce ralentissement favorisant la stagnation du sang, il se formera, sur l'ouverture des vaisseaux divisés, un caillot de sang qui mettra fin à l'hémorrhagie.

Les vaisseaux du col utérin sont parfois compris dans les déchirures profondes qui se font à cette partie pendant l'accouchement ; on possède dans le tamponnement du vagin, un remède propre à réprimer les pertes qui en dépendent, mais il n'est pas exempt de tout danger. « La fièvre, la péritonite, la métrite, ont eu si souvent lieu dans les cas où j'ai employé le tampon, que je ne l'emploie jamais qu'avec crainte, » dit madame Lachapelle, dans son excellent Traité pratique d'accouchements.

Ne serait-il donc pas préférable, dans certains cas où l'on craindrait d'augmenter l'irritation utérine, de se rendre maître de ces pertes par la nouvelle méthode ?

Le plus grand danger du renversement de la matrice tient à l'hémorrhagie qui presque toujours l'accompagne ; elle est d'autant plus abondante que le renversement est plus complet : et dans quelques cas même, elle est devenue mortelle avant qu'on eût pu réduire l'utérus en sa place. La compression de l'aorte pratiquée par un aide, tandis que l'accoucheur réduira cet organe, mettra entièrement à l'abri du danger de la perte de sang, et ce déplacement débarrassé d'une complication fâcheuse, ne présentera désormais de gravité que par les difficultés que l'on peut rencontrer dans sa réduction.

Après l'accouchement et quoique la matrice soit contractée, revenue sur elle-même l'irritation qu'elle éprouve a quelquefois donné lieu à des pertes dangereuses. Leroux en rapporte deux observations. Dans la première, une femme délicate, après un accouchement long, la délivrance étant faite, est prise de tranchées vives qui, chassant chacune la même quantité de sang, firent enfin tomber la malade en syncope. Dans l'intervalle de ces tranchées, il ne coulait rien, et la femme souffrait toujours d'une douleur de reins. La fermeté du globe utérin, son petit volume indiquaient qu'il n'y avait point d'inertie, et que la perte était produite par l'éréthisme. Cependant la femme s'affaiblissait de plus en plus, son pouls s'effilait, et chaque contraction nouvelle procurait l'évacuation d'une grande quantité de sang, dont une partie était à demi coagulée, l'autre fluide. De nouvelles syncopes étant survenues, il se décida à appliquer le tampon qui mit fin à l'hémorrhagie.

Dans la seconde observation, une femme eut une perte de sang après l'accouchement ; cette perte fut accompagnée de tranchées vives qui revenaient d'instants à autres et qui expulsaient à chaque fois une grande quantité de sang ; par les recherches qui furent faites, on ne trouva ni dépression, ni portion de placenta, ni même de caillot de sang dans la matrice ; cependant l'abondance alternative de l'hémorrhagie fut si considérable, qu'elle emporta la malade dans l'espace d'environ douze heures, malgré tous les secours usités en pareil cas par un ancien et habile chirurgien.

Dans les pertes de cette nature, aucun mode de traitement ne peut être plus convenable que la nouvelle méthode, par laquelle on pourra se rendre maître du sang sans toucher à la matrice, et sans faire usage d'aucune stimulation. Ne serait-elle pas enfin d'un puissant secours dans la rupture de l'utérus avec hémorrhagie si, après l'extraction de l'enfant cet accident persistait?

Nous pouvons, d'après ce qui précède, poser en principe que quelle que soit la cause des pertes après l'accouchement, la compression de l'aorte inférieure est un moyen infaillible de s'en rendre maître; que même la présence du placenta n'empêche point ses effets.

Si maintenant nous venions à comparer les deux méthodes, il serait facile de démontrer que la nouvelle a de grands avantages sur l'ancienne. En effet, dans le traitement ordinaire, il n'est aucun moyen de suspendre l'effusion du sang avant qu'on ait obtenu le resserrement de la matrice, et souvent avant qu'on y fût parvenu, il s'était écoulé une quantité prodigieuse de sang. Les femmes restaient alors pendant un temps fort long dans un état de langueur, de faiblesse, tourmentées de fièvre et de céphalalgie. Quelquefois même, quoique l'hémorrhagie fût calmée, le système circulatoire ne contenant plus assez de sang pour l'entretien de la vie, l'accouchée n'en succombait pas moins. C'est dans de semblables circonstances qu'en Angleterre, MM. Waller et Doubleday ont pratiqué avec succès la transfusion du sang, opération très délicate, dangereuse, qui ne peut être mise généralement en pratique, et dont on n'aura jamais besoin, si l'on met promptement en usage la compression aortique.

Les moyens mêmes opposés aux hémorrhagies, malgré leur incertitude, sont loin d'être exempts de tout danger.

L'eau froide, l'oxycrat, la glace dont on se sert pour produire un effet sédatif dans la circulation utérine, et pour exciter la contraction de la matrice, appliquée sur la peau dans un moment où par suite des violents efforts de l'accouchement elle se trouve dans un état d'épanouissement, ne sont-ils pas cause des péritonites, des métrites, souvent observées à la suite des métrorrhagies? Le péritoine, par les froissements qu'il a éprouvés, la matrice, par l'irritation, l'engorgement qui suit le travail de l'enfantement, se trouvent dans les dispositions les plus propices à l'inflammation et ces raisons ne sont-elles suffisantes pour éloigner les remèdes propres à la provoquer? Mme Lachapelle rapporte l'observation d'une femme qui à la suite d'un accouchement naturel, la délivrance étant faite, éprouva, à deux reprises une hémorrhagie interne qui nécessita l'application de linges froids et humides sur les cuisses et l'abdomen, et l'introduction de la main dans la matrice ; la perte fut arrêtée, mais dans les jours suivants, l'abdomen devenu tendu, douloureux, a décelé l'existence d'une péritonite à laquelle l'accouchée a succombé le neuvième jour.

Si les phlegmasies du péritoine et de la matrice naissent souvent du refroidissement de la peau, la stimulation de la face interne de l'utérus, par l'introduction de la main dans sa cavité, par des injections d'eau à la glace, de vinaigre, ne provoque-t-elle pas souvent une violente irritation qui se transmet au péritoine? « Plusieurs faits, dont les uns m'ont été communiqués par M. Deneux, ou ont été publiés par M. Danse, me portent à croire que dans la péritonite puerpérale, l'inflammation commence ordinairement par l'utérus qui a été le siége d'une violente irritation, et qu'elle ne s'étend au péritoine que consécutivement par contiguité, ou continuité » (1).

Dans trois péritonites puerpérales que j'ai observé, le point de départ de la phlegmasie a toujours été le globe utérin, et la péritonite a principalement affecté le côté droit du ventre, où la matrice était inclinée.

La compression aortique présente dans son

---

(1) Chomel, Dictionnaire des Sciences médicales (art. Péritonite).

action une certitude que nul autre moyen ne peut offrir ; elle suspend instantanément l'hémorrhagie, quelle qu'en soit la cause et la gravité, malgré l'inertie de la matrice, et avec la même facilité qu'on arrête le cours du sang dans un membre, par la compression du tronc principal. L'obstacle opposé à l'abord du sang dans ce viscère suscite un tel changement dans son état actuel, qu'il sort subitement de l'engourdissement où il était plongé, se contracte sans le secours d'aucune stimulation directe ou sympathique.

Sous l'influence de ce traitement, on n'a point à craindre les phlegmasies nées des violentes excitations de l'utérus; les pertes ne pouvant avoir une longue durée, les femmes ne seront plus exposées à ces longues convalescences toujours inséparables des grandes hémorrhagies. Ce nouveau procédé par sa simplicité, sa certitude, le peu de douleurs qu'il excite, parce qu'il ne peut faire naître aucun accident, nous semble, dans la plupart des cas, devoir être préféré à l'ancien traitement; et puisqu'il nous a constamment réussi, nous espérons que les autres praticiens en retireront les mêmes succès, et ajoutant de nouveaux faits à ceux que nous avons fait connaître, cette pratique deviendra générale.

FIN.

www.ingramcontent.com/pod-product-compliance
Ingram Content Group UK Ltd.
Pitfield, Milton Keynes, MK11 3LW, UK
UKHW020512230726
13925UKWH00005B/2148

9 782013 465496